NOUVELLE MÉTHODE DE TRAITEMENT

DE

LA GOUTTE

DE LA GRAVELLE URIQUE

ET DU RHUMATISME GOUTTEUX

PAR

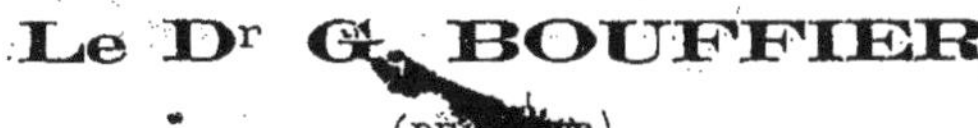

Le Dr G. BOUFFIER

(DE [illegible])

« Le hasard ou l'empirisme n'ont rien à faire dans cette nouvelle méthode de traitement. »

(DAVAINE.)

« Si elles résistent aux moyens impuissants que la médecine leur oppose, c'est que l'ignorance ou l'impéritie des médecins, la négligence ou l'indocilité des malades, contrarient l'application de ces moyens, et nuisent à leur succès. »

(C.-Louis DUMAS.)

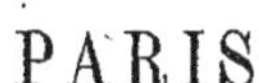

PARIS

G. MASSON, LIBRAIRE-ÉDITEUR

Rue et Place de l'École-de-Médecine, 17.

1875

NOUVELLE MÉTHODE DE TRAITEMENT

DE

LA GOUTTE, DE LA GRAVELLE URIQUE

ET DU RHUMATISME GOUTTEUX

POUR PARAITRE PROCHAINEMENT

PAR LE MÊME AUTEUR

DE QUELQUES AFFECTIONS DE LA MATRICE

DITES INCURABLES

ET DE LEUR TRAITEMENT RATIONNEL

Montpellier et Cette. — Typ. de BOEHM et FILS.

NOUVELLE MÉTHODE DE TRAITEMENT

DE

LA GOUTTE

DE LA GRAVELLE URIQUE

ET DU RHUMATISME GOUTTEUX

PAR

LE Dr G. BOUFFIER

(DE CETTE)

« Le hasard ou l'empirisme n'ont rien à faire dans cette nouvelle méthode de traitement. »

(DAVAINE.)

« Si elles résistent aux moyens impuissants que la médecine leur oppose, c'est que l'ignorance ou l'impéritie des médecins, la négligence ou l'indocilité des malades, contrarient l'application de ces moyens, et nuisent à leur succès. »

(C.-Louis DUMAS.)

PARIS

G. MASSON, LIBRAIRE-ÉDITEUR

Rue et Place de l'École-de-Médecine, 17.

1875

A MON BEAU-PÈRE

M. le Dr F. SEGUY.

« Le progrès vous a dit : Je marche,
et le monstre marche en effet. »

(Ch. Nodier.)

« D'observations en observations, de monographies en monographies, je me trouvai porté à des considérations plus générales. »

(DUGÈS).

Il y a entre ce petit livre et un traité complet sur la goutte, la différence qui sépare la conception d'un ouvrage de son exécution.

Ce sont quelques pensées jetées au hasard ; je me propose de les coordonner plus tard et de présenter, avec les idées de chacun de ceux qui ont écrit sur ce sujet, la critique des différents traitements empiriquement absurdes ou nuisibles qui ont eu cours jusqu'à nos jours.

Mon but aujourd'hui est plus modeste : c'est de répondre aux désirs maintes fois exprimés par quelques-uns de mes clients et par des amis plus désireux que moi, peut-être, de me faire une réputation dont je ne me croirai réellement digne que lorsque j'aurai suffisamment vulgarisé mes idées et ma méthode de traitement.

S'il est vrai, en effet, que le succès le plus complet soit venu confirmer mes prévisions dans vingt-trois cas de goutte ou de gravelle, je ne puis encore offrir au public que les bases sur lesquelles s'appuient ces heureux résultats.

Mes diverses formules seront plus tard ajoutées, suivies des explications qui devront en guider l'application.

C'est dire immédiatement combien je repousse tous ces spécifiques tour à tour vantés et rejetés avec raison par ceux mêmes qui avaient pu croire un instant qu'un remède unique peut être applicable à tous les cas, à toutes les constitutions, à tous les âges.

DE LA GOUTTE

> « Toutes les maladies qu'il est impossible de guérir sont loin d'être pour cela nécessairement incurables. »
> (Ch.-Louis DUMAS.)

PATHOGÉNIE ET ÉTIOLOGIE.

A. Paré, cité par Castan, dit : « Le vocable goute, qui est françois, luy peut auoir esté attribué parce que les humeurs distillent goute à goute sur les iontures, ou pour ce qui vne seule goute de cest humeur fait douleur très-grande. »

De nos jours, il n'est personne, même en dehors du monde scientifique médical, qui voudrait croire que ce nom lui vient de ce qu'une goutte d'humeur se dépose sur les surfaces articulaires.

C'est qu'en effet la science marche, progresse, pénètre dans toutes les classes de la société, y trace son passage et détruit devant elle les préjugés et les erreurs.

La goutte est une maladie générale diathésique, hérédi-

taire, à manifestations locales variables. Elle est le résultat D'UNE PERTURBATION DE NUTRITION. *Elle a pour conséquence de produire un excès* D'ACIDE URIQUE *dans le sang, et dans les articulations des dépôts d'urate de soude connus sous le nom de* TOPHUS.

Il est curieux qu'on lui ait consacré des poèmes [1] : Il est vrai de dire qu'il appartenait à un cul-de-jatte souffreteux de créer le genre burlesque [2].

Si l'on consulte la nombreuse série des auteurs, tant anciens que modernes, qui ont écrit sur la matière, on y voit une énumération curieuse de causes les plus diverses.

Desault, Warner et autres veulent qu'elle soit due à une interception de la transpiration, et Barthez, qu'il y ait « dépravation » de la sueur.

Musgrawe, Benedictus de Vérone, pensent que le gypse et la chaux, dans le vin surtout, sont les principaux facteurs de la maladie, et ils citent des cas à l'appui de leur dire.

Du temps de Rabelais, cette opinion paraît dominer, et on le voit de loin en loin équivoquer agréablement sur la goutte, faisant pressentir que les « goutteurs » sont en général « goutteux ».

Panarole, cité par Barthez, a observé « que plusieurs hommes qui dans leur jeunesse s'étaient extrêmement adonnés à l'exercice de la danse, étaient fort sujets à la podagre [3] dans leur vieillesse ».

[1] Lucien.

[2] Scarron.

[3] Goutte limitée aux articulations des pieds.

Ne faut-il pas voir là une simple coïncidence ? La moitié des personnes observées ont la goutte acquise.

D'un autre côté, un cinquième seulement des goutteux appartient au sexe féminin. Ne sont-ce pas cependant les femmes qui dansent le plus et qui ont le plus dansé de tout temps ?

D'autres pensent plus justement que l'exercice est salutaire à l'éloignement de la première attaque de goutte.

Ici on accuse les excès vénériens (qui n'en a commis !). Là, Pietsche soutient l'opinion inverse.

Longtemps, avec Sydenham, on a considéré, comme prédisposées à la goutte, les personnes d'une constitution pléthorique, à la tête grosse, au cou puissant. — Retournons cette proposition, et nous dirons que le genre de vie qui amène cette pléthore est la véritable cause de l'affection.

Enfin, dans ces derniers temps, on a créé une théorie chimique. M. Galtier-Boissière, et d'autres après lui, s'en sont faits les plus éloquents défenseurs. Le tort de cette théorie, pour laquelle nous renvoyons aux ouvrages spéciaux, est d'assimiler un peu trop l'organisme à un ensemble d'appareils de laboratoire habilement disposés. Demandons simplement à la chimie d'aider à la clinique, et nous serons dans la voie de la saine observation et de la vérité.

Nous avons ainsi brièvement énoncé quelques-unes des causes — les principales — auxquelles on a fait jouer le plus grand rôle dans la production de la goutte.

Sont-elles la fidèle interprétation des faits ? Oui et non. Car s'il est vrai que chacune d'elles soit un facteur de la maladie, aucune n'est capable à elle seule de la produire ; mais leur somme a une puissance considérable.

Si nous synthétisons, en effet, nous pouvons nous demander :

Quelles sont les personnes qui transpirent le moins? quelles sont celles qui boivent le plus de vin, le plus d'alcool sous diverses formes ; qui dansent le plus ; qui font, en dehors de la danse, le moins d'exercice ; qui aiment le plus « le frémissement de la chair au contact de la chair » ; qui ont le plus de pléthore?

Ne sont-ce pas les personnes auxquelles la fortune permet l'oisiveté, défaut mignon mère de bien des désirs, de bien des sensualités, et dont l'argent fait tous les frais?

— Ou bien encore celles qui par leur position sont appelées à représenter et à mener une existence toute d'apparat, de luxe et de luxure? Et ne voyons-nous pas alors, comme conséquence souvent, les blessures faites à l'amour-propre, la jalousie, l'envie, venir augmenter le cortége et le nombre des figurants dans cette triste énumération? — Ou bien encore celles qui ont la funeste passion du jeu? On dirait que le joueur craint toujours de voir fuir l'heure des plaisirs. Il joue pour jouir, et cette jouissance est souvent une torture qui le domine, l'excite, le pousse malgré lui autour du tapis-vert. Là, enchaîné, garrotté par sa passion, plus près de la brute que de l'homme, l'œil brillant, l'orbite cave, le teint blême, il attend son destin : rouge ou noire ! la mort de l'âme ou la vie du corps ! Gagne-t-il : il se vautre, vingt-quatre heures durant, dans toutes les orgies, et il recommence ensuite, heureux encore s'il ne se traîne pas de nouveau, ivre-mort, jusqu'à la salle de jeu. — Perd-il : toutes les autres passions, un instant délaissées, montrent leur rire affreux. Elles s'emparent alors de son imagination abattue, l'aiguillonnent, le pressent, l'entourent, l'étouffent et, haletant, le conduisent, agité d'un cauchemar affreux, à la goutte ou au suicide.

Pour nous, nous croyons donc que cet ensemble de causes produit une « *hygiène vicieuse* », comme le dit Jaccoud, de laquelle résulte un défaut d'équilibre entre les recettes et les dépenses de l'organisme.

Et alors :

1° Ou les recettes augmentent, les dépenses restant constantes et normales ;

2° Ou les recettes sont constamment ce qu'elles devraient être, les dépenses diminuant ;

3° Ou bien enfin, tout est anormal : les recettes sont exagérées, les dépenses diminuant.

Et ainsi nous nous trouvons en présence de causes capables :

1° *De produire de l'acide urique en excès;*

2° *D'empêcher l'excrétion de ce produit.*

De là, l'accès de goutte par une sorte d'intoxication du sang.

Nous nous sommes demandé bien des fois pourquoi la goutte attaque de préférence les hommes et le gros orteil.

Faut-il croire, avec Boerhaave, que c'est à cause de l'habitude qu'a le sexe fort de se chauffer les pieds devant le feu et de produire ainsi alternativement, avec l'exposition au froid et à l'humidité, des transitions brusques de température sur cette région ?

Ou bien faut-il adopter la théorie de Barthez, qui veut «que la raison pour laquelle le gros orteil est le premier siége qu'affecte communément l'accès de goutte au pied est dans les efforts plus grands et plus fréquents que font les parties voisines des articulations de cet orteil», sur lequel viennent ainsi converger tous les mouvements dans la marche, la danse, etc.....?

Nous nous rangeons volontiers, faute d'autre explication, à l'opinion de cet auteur, relative à la prédilection que cette affection semble avoir pour le pied.

Quant à l'immunité plus grande que présentent les femmes, nous n'hésitons pas à déclarer que nous la croyons liée au jeu régulier de l'acte de la menstruation.

Enfin, n'oublions pas que l'hérédité joue le plus grand rôle dans la production de la goutte, et qu'elle exerce sur les descendants une influence telle qu'on l'a vue apparaître chez de jeunes personnes de 18 ans, tandis qu'il est rare, quand elle est acquise, qu'elle se manifeste avant l'âge de 40 ans.

Dumas rapporte à Stahl l'observation d'un jeune homme de 24 ans qui, s'étant livré à des excès de vin et de bonne chère, fut pris tout à coup d'une attaque de goutte violente ; son père en souffrait depuis quatorze ans. — Et il dit lui-même avoir connu un jeune homme de 18 ans, fils d'un artiste du Théâtre-Français, qui avait déjà souffert plusieurs accès de goutte aux mêmes époques où cette maladie attaquait son père.

ANATOMIE PATHOLOGIQUE.

> « Il (Bichat) en fit en quelque sorte une science particulière qui devait donner la clef de nouvelles applications. »
>
> (L. Rouzet.)

Le caractère anatomo-pathologique le plus constant et le plus saillant de la goutte est un *dépôt d'urates*.

Ce dépôt peut se former sous les téguments, comme dans le pavillon de l'oreille, par exemple ; dans les articulations, notamment dans les petites articulations métatarso-phalangiennes, où l'on observe alors successivement :

Des aiguilles cristallines d'urate de soude dans le cartilage, la synoviale, le tissu fibreux circonvoisin, le périoste et peut-être même le tissu spongieux des épiphyses. — Par suite, sous l'influence de l'irritation produite par la présence des urates, l'arthrite sèche se produit, entraînant quelquefois avec elle l'ankylose.

De son côté, le sang, qui ne possède pas d'acide urique libre à l'état normal, en recèle un excès.

Enfin, comme complications, on observe :

1° Du côté des viscères : la gravelle rénale, la pierre,

la néphrite, d'une part ; des lésions catarrhales de l'estomac et de l'intestin, d'autre part ;

2° Du côté du système veineux : les varices hémorrhoïdaires ;

3° Du côté du système artériel : l'athérome ;

4° Du côté des centres nerveux : le ramollissement ou des hémorrhagies de l'encéphale et de la moelle.

SYMPTOMES. — DIAGNOSTIC.

> «Les caractères des plantes restent toujours les mêmes, tandis que chaque maladie est, en quelque sorte, un tableau mouvant, et se compose d'une suite souvent fort disparate de métamorphoses.»
>
> (CUVIER.)

Pour rester dans les limites de ce petit livre, nous ne nous étendrons pas sur ce que rapportent tous les auteurs des diverses manières d'être de la goutte.

Nous rappellerons simplement la fréquence de la goutte anormale, de la goutte compliquée, de la goutte larvée. Nous définirons ces expressions ; nous dirons ensuite quelques mots de sa forme aiguë et de sa forme chronique normales.

On appelle :

Goutte anormale, celle qui présente des accidents viscéraux par métastase ;

Goutte compliquée, celle qui est à la fois articulaire et viscérale ;

Goutte larvée, celle qui se déguise, qui se cache sous des formes en apparence étrangères à la diathèse elle-même : ainsi, certains accès d'asthme, diverses névralgies n'ont pas d'autre origine et ne sont autres que des manifestations *larvées* de la goutte. La goutte anormale et la goutte compliquée sont les formes les plus graves.

I. Dans sa FORME AIGUE NORMALE, l'accès de goutte débute presque toujours au milieu de la nuit : tout à coup un cri douloureux, poignant, d'un homme au désespoir ou livré au supplice de la torture, emplit la chambre ; c'est le dernier effort crié, dans une lutte inégale, du dormeur qu'éveille un rêve monstrueux : l'arrachement lent et méthodique du gros orteil par les tenailles d'un bourreau au rictus homicide. Mais au cauchemar a succédé la réalité ; la sonnette est violemment agitée ; les parents, les domestiques accourent, des flambeaux à la main. Qu'est-ce ? Le malheureux patient, un pied hors la couverture, assis sur le lit, les poings crispés appuyant sur le matelas, pâle, haletant, couvert de sueur, la figure horriblement contractée, les yeux vagues et suppliants, ne laisse sortir de sa bouche, entr'ouverte par la terrible souffrance, que des soupirs profonds et lugubres ; le regard demande du secours, et le secours ne vient pas. On se regarde étonnés, inquiets ; on s'empresse, on l'entoure, on le questionne, mais le son des voix amies renouvelle ses douleurs : les vibrations sonores heurtent torturément l'articulation tenaillée. Les domestiques effarés disputent de zèle pour la préparation d'un cordial ; mais les pas de tout ce monde sur le plancher font vibrer de proche en proche les parois de la cloison, le lit du malheureux, et chaque mouvement communique à son corps des ébranlements que multiplient encore dans son esprit l'inquiétude et la torture de cette attaque soudaine. Enfin les douleurs diminuent peu à peu d'intensité ; la fièvre, compagne obligée de tout ce cortége, se modère, et le malade s'endort.

Puis, d'accès en accès, la goutte atteint les petites articulations, donne lieu à des accidents sympathiques du côté des organes digestifs, et, par la suite seulement, va se fixer sur les grandes articulations. Elle dure ordinairement de un à quatre ou cinq septénaires, selon le plus ou ou moins de résistance vitale qu'oppose l'organisme, et se reproduit ensuite au bout d'un temps variable, pendant lequel l'individu jouit de toutes les apparences de la plus parfaite santé.

Les anciens lui avaient donné différents noms : ils l'appelaient *podagre* quand elle affectait seulement le pied ; *gonagre* quand elle attaquait le genou ; *chiragre* quand elle se portait sur les mains. Mais ces dénominations sont tombées en désuétude.

D'autres fois la goutte débute avec des prodromes et se montre moins sévère dans ses manifestations douloureuses : elle est dite alors *asthénique* ; — ou bien encore elle se se présente sous la seconde forme que nous allons décrire immédiatement.

II. Dans sa FORME CHRONIQUE NORMALE, la goutte est le plus souvent consécutive à la forme aiguë, mais on la voit quelquefois, ainsi que je viens de le faire pressentir, devenir chronique d'emblée chez les individus débilités. — Elle est alors apyrétique, à accès longs et peu douloureux;

mais dans l'intervalle l'individu reste dans un état de malaise qui indique le peu de réaction de l'organisme à recouvrer la santé. C'est ainsi que le patient arrive à un état voisin de l'infirmité, de la cachexie même, et que la goutte, prenant alors le nom d'*atonique*, le conduit, à travers le marasme, à l'œdème et à la mort.

Mais, quel que soit son nom, la goutte présente deux symptômes principaux que nous ne pouvons passer sous silence, malgré notre désir d'arriver le plus promptement possible au traitement, but de ce petit travail.

Je veux parler de l'*acide urique*, que l'on trouve en excès dans le sang, et des *tophus*.

Acide urique. — Le sang des goutteux est surchargé d'acide urique provenant de la décomposition des urates de ce liquide. Ces derniers ont été considérés à tort comme des produits de la combustion des substances azotées opérée par la fonction de respiration.

Chez l'homme sain, « au moment de la sécrétion urinaire, l'acide urique des urates du sang se sépare de la base de ces sels et se dépose à l'état cristallin ; mais il n'y a pas d'acide urique libre dans le sang. Ce liquide ne contient que des urates provenant de la désassimilation des tissus fibreux et lamineux de l'économie principalement, tandis que l'urée provient de celle des tissus musculaires. » (Littré et Robin.)

Chez les goutteux, l'acide urique en excès est « la manifestation et le résultat d'un trouble de nutrition, trouble profond, primordial, qui a sa racine dans l'ensemble de la constitution et dans la race elle-même, puisqu'il se transmet par hérédité; c'est ce trouble, si on pouvait l'atteindre et le définir, qui constituerait la goutte.» (N.-G. de Mussy.)

Cet auteur « l'a recueilli chez un goutteux dont les sueurs cristallisaient dans son lit sous forme pulvérulente. On l'a trouvé dans les plaques athéromateuses. On le trouvera peut-être un jour dans le pus des furoncles ou des anthrax goutteux, et dans une foule d'organes ou de tissus qui sont le siége des manifestations goutteuses.» Garrod attribue l'arthrite goutteuse à un dépôt d'acide urique dans les cartilages articulaires.

Ainsi donc, l'*acide urique*— et nous pourrions en dire autant de l'urée et des urates — *est un produit qui dépend de l'état des propriétés de nutrition.*

Chez les goutteux, les urines déposent très-souvent, surtout à la fin des accès, une quantité considérable d'acide urique.

Tophus. — Nous avons dit, dans notre définition de la goutte, qu'elle avait pour conséquence de produire dans les articulations des dépôts d'urates de soude connus sous le nom de tophus. Je les considére, quant à moi, comme des états morbides locaux critiques de l'affection générale « goutte ».

D'ailleurs, les anciens, qui étaient de profonds observateurs, nous ont laissé, sur l'étude des crises dans les maladies aiguës ou chroniques, des modèles que l'on ne consulte peut-être plus assez aujourd'hui. Et cependant, nous n'ignorons pas que les écrits des Bordeu, des Tissot, des

Grimaud, des Barthez, des Dumas, dirigent encore la conduite des meilleurs praticiens de nos jours.

Quand est-ce que les abcès sont dits critiques dans les maladies chroniques? Pour qu'ils soient dits critiques, «il est nécessaire, dit Dumas : 1° qu'ils se fixent sur l'habitude extérieure du corps, où sont placés tous les moyens d'évacuation; 2° qu'ils occupent des parties convenablement situées, d'où les matières ne puissent pas refluer aisément sur des organes essentiels; 3° qu'ils soient bien vidés par l'écculement de toute matière; 4° que la maladie principale diminue et cesse en proportion de leur développement; 5° que les forces se rétablissent ou qu'elles soient mieux distribuées après leur formation».

Eh bien! rapportons aux concrétions tophacées ces cinq conditions, et nous y découvrirons à la fois les efforts de la nature et son impuissance pour la guérison de la goutte. Il appartient donc au médecin de l'imiter dans les voies qu'elle a tracées et d'aider à la faiblesse de ses efforts pour la cure définitive des maladies.

On sait en effet que le rein, dans la goutte, est profondément altéré, d'où résulte un trouble dans ses fonctions. Il ne peut plus agir, dès-lors, dans le sens critique, nécessaire à la guérison de l'état morbide général; l'excès des matières morbifiques de la goutte va, par suite, se déposer dans différents organes pour y produire les lésions diverses dont nous avons parlé dans le chapitre précédent.

L'art, dans bien des cas déjà, avait cherché à imiter la nature dans cette voie. Ainsi, en appliquant des cautères au-dessous du genou chez les femmes qui, arrivées à l'âge critique, se plaignent de douleurs hypogastriques, de douleurs lombaires, les médecins de tous les temps ont cherché à établir une fonction supplémentaire de l'écoulement menstruel.

Et c'est parce que la goutte elle-même est souvent, chez la femme, supplémentaire de l'hémorrhagie cataméniale, qu'elle se déclare presque toujours à l'âge critique.

Enfin, ne sait-on pas que les fonctions du rein et de la peau sont complémentaires l'une de l'autre? N'urine-t-on pas davantage l'hiver que l'été?

PRONOSTIC ET COMPLICATIONS.

« Et les lèvres sanglantes du *rictus* homicide se resserrèrent lentement, comme les dents acérées d'une tenaille que la clef à vis rappelle de cran en cran à l'endroit où elles se mordent. »

(Ch. NODIER.)

On peut tirer le pronostic de la goutte de ces deux phrases empruntées au *Dictionnaire de médecine et de chirurgie pratiques* :

« Elle détermine des lésions permanentes plus ou moins douloureuses qui privent le malade de l'un ou de plusieurs de ses membres et entraînent des déformations considérables.......................................

....

» Elle produit, à la longue, un état général de cachexie qui menace incessamment et abrége toujours l'existence. »

Je ne sais plus quel célèbre médecin certifie que les malades affectés de goutte sont presque tous disposés à devenir sourds.

Certaines affections des yeux dites rhumatismales ne

sont autres que des affections goutteuses, et je suis convaincu que :

L'ophthalmie goutteuse et les lésions de l'œil de nature congestive indiquent presque fatalement une tendance aux hémorrhagies cérébrales ;

Et que les lésions qui ont le caractère de l'anémie indiquent une tendance presque certaine au ramollissement.

Des troubles respiratoires et circulatoires nombreux lui sont aussi bien souvent imputés. Lobstein regarde l'induration des artères « comme manifestant un trouble de nutrition ordinairement développé sous l'influence de la goutte ou du rhumatisme. Comme Lobstein, M. Andral a signalé l'origine arthritique de l'athérome. » (N.-G. de Mussy.)

Du côté des viscères, nous avons vu, dans le chapitre consacré à l'Anatomie pathologique, que l'estomac [1] et l'intestin sont fréquemment affectés de catarrhes ; que le rein présente souvent des altérations dues à la lithiase de cet organe et à la néphrite parenchymateuse.

A une époque plus reculée, quoique moins précise, les médecins connaissaient parfaitement ces relations, et Dumas nous dit très-bien : « La cardialgie, les diarrhées, la dysenterie, les douleurs de reins, la strangurie, sont les formes que prennent généralement les maladies goutteuses converties en affections de l'estomac, des intestins et des organes urinaires. »

[1] Sydenham, l'Hippocrate anglais, appelait l'estomac « le laboratoire de la goutte ».

Disons qu'on observe aussi, mais plus rarement, du côté du foie les lésions qui correspondent à la congestion chronique et à la sclérose.

Les troubles apportés dans le système veineux donnent lieu à des varices hémorrhoïdaires qu'il est sage de respecter ou de ne combattre que par les moyens qui tendent à détruire la cause diathésique goutteuse. Les anciens avaient remarqué que les épistaxis [1] et les migraines habituelles à l'adolescence se transforment souvent en hémorrhoïdes dans l'âge mûr, en goutte dans la vieillesse.

Les altérations du système cardio-artériel devront faire craindre, du côté des centres nerveux, les désordres qui correspondent à l'apoplexie.

Du côté de la peau et des muqueuses, nous observons comme étant de nature arthritique, dans un grand nombre de cas, l'eczéma, le prurigo, surtout chez la femme, l'acné, les affections herpétiques, l'érysipèle. « Lorry a vu l'érysipèle suivre les affections goutteuses périodiques des vieillards, et se convertir à la fin en une dartre squammeuse qui décidait un écoulement de sérosité, dont la suppression ramenait toujours les attaques de goutte. » (Dumas.)

N.-G. de Mussy est porté à considérer les affections herpétiformes de l'utérus comme des manifestations goutteuses. Pour lui, « le stimulus produit par le flux leucorrhéique est le coefficient, le metteur en scène d'une disposition constitutionnelle préexistante ».

[1] Saignements de nez.

Je traite d'ailleurs moi-même, en ce moment, une dame atteinte d'herpétisme utérin, qui n'a commencé (après bien des essais infructueux) à éprouver un réel soulagement que lorsque aux modificateurs locaux vint se joindre un traitement particulier que j'instituai dans l'hypothèse d'une origine diathésique arthritique. Et je n'hésite pas à dire, par suite des influences réciproques qui, chez les femmes, relient la goutte aux fonctions de la matrice et inversement, que toutes les fois qu'une maladie des organes génitaux, chez une d'elles, aura résisté à tous les modes de traitement employés, il faudra essayer d'associer les moyens préconisés contre la diathèse goutteuse aux substances ou agents médicamenteux d'application locale.

Les névroses peuvent enfin compléter ce tableau, telles que l'asthme, la mélancolie, la manie, l'hypochondrie, l'hystérie, l'épilepsie, qui peuvent avoir pour suite et même pour terminaison le rhumatisme ou la goutte.

Musgrave, Willis, Stahl, Tissot et autres ont parfaitement décrit ces complications et ces métastases.

DES RAPPORTS

DE LA GOUTTE, DE LA GRAVELLE URIQUE

Et du RHUMATISME NOUEUX

FONDÉS SUR LEURS CONNEXIONS MUTUELLES.

« J'ai la néphrétique (gravelle) et tu as la goutte : nous avons épousé les deux sœurs. »

(ÉRASME.)

Chacune de ces affections est diathésique : chacune d'elles a pour point de connexion intime de fabriquer de l'acide urique et des urates en excès.

La gravelle est souvent liée à la goutte ; le rhumatisme est fréquemment une transformation de cette dernière, et je n'en veux pour preuve que le rhumatisme noueux ou goutteux.

Les parents graveleux peuvent donner naissance à des enfants goutteux, et inversement ; et l'on voit souvent dans l'étude des alternances successives de ces affections dans les mêmes races, qu'elles peuvent se combiner entre elles deux à deux, trois à trois, et donner naissance à certaines formes mixtes. De plus, elles ont souvent mêmes complications.

Barthez, Dumas, N.-G. de Mussy, viennent appuyer notre opinion de leur incontestable autorité, et les travaux si remarquables de Lebert, dans ces derniers temps, ne permettent pas de se ranger sous un autre drapeau.

TRAITEMENT RATIONNEL.

> « Deux hommes gisent, froids, pâles, sans pouls, sans mouvement, sans sensibilité, sans connaissance. L'un ne se meut, ne sent ni ne pense, parce qu'il est gorgé d'aliments et de boisson; l'autre ne se meut, ne sent ni ne pense, parce qu'il est à jeun depuis quatre jours. Ces deux hommes peuvent être rendus à la vie dans un instant. Le choix des moyens de traitement est-il indifférent? Les ferez-vous vomir tous deux, les alimenterez-vous tous deux? »
>
> (TROUSSEAU et PIDOUX.)

J'appelle *traitement rationnel* un système de moyens de guérison d'une maladie fondé sur les données de la *saine interprétation* des faits morbides.

C'est la qualification que je donne à ma méthode de traitement de l'affection qui nous occupe, et dont je viens de retracer à grands traits les caractères les plus saillants.

Dans cette trop courte étude, on a dû voir que je me suis efforcé de faire ressortir à quelles autorités je me rattache et quelles sont mes opinions sur la goutte. Elles dérivent d'un enchaînement logique d'interprétation des faits, d'où m'est venue la conception d'une méthode rationnelle dont les applications jusqu'à présent m'ont conduit aux plus heureux résultats.

Jusqu'ici, le hasard ou l'empirisme en avaient fait tous les frais ; et quand on avait envoyé les malades, suivant la prédominance de tels ou tels symptômes, de telle ou telle complication, aux eaux de Vichy ou de Vals, — d'Ems ou de Wiesbaden, — de Luxeuil ou Contrexéville, — de Spa ou de Saint-Moritz, etc..., on croyait avoir donné le dernier mot de la science.

C'est qu'en effet c'était encore ce qu'il y avait de plus sage, car Trousseau avait écrit : « Si l'on feuillette ces innombrables mémoires publiés sur la matière, et entre autres une excellente thèse soutenue devant notre Faculté par M. le Dr Galtier-Boissière, on reste convaincu que, *malgré les prétentions de la médecine moderne, nous ne sommes pas plus avancés aujourd'hui qu'au temps de Sydenham*, non-seulement eu égard au traitement de la goutte, mais encore eu égard à l'observation des phénomènes qui la caractérisent et à sa nature intime. »

Pas plus avancés aujourd'hui qu'au temps de Sydenham ! Et il y a deux cents ans que la mort est venue frapper le plus grand des praticiens anglais !

Rapprochons ces paroles désespérantes de ce que dit l'excellent article GOUTTE du *Nouveau dictionnaire de médecine et de chirurgie pratiques* : « On voit, d'après ce qui précède, qu'il n'existe pas plus de spécifique contre la goutte que contre le rhumatisme. Depuis Aétius, et peut-être même avant lui, il existe dans la matière médicale une substance qui jouit de l'admirable propriété de *calmer instantanément*, comme le dit le médecin d'Amida, *les douleurs des goutteux*. Ce médicament, c'est l'hermodacte des anciens et, ainsi que Planchon l'a démontré, le colchique panaché des modernes, que Démétrius appelait la *Theriaca articulorum.* Aujourd'hui, le colchique constitue non-seulement le grand moyen curatif que les médecins modernes opposent à la goutte, mais il forme encore la partie active de tous ces remèdes secrets préconisés à grand bruit, tels que l'eau médicinale de Husson, la teinture de Wilson, l'élixir de Reynold, les pilules préventives de Lartigue, les gouttes curatives, la liqueur de Laville, le vin d'Anduran, et de tous ces prétendus spécifiques qui ne doivent leur efficacité qu'à la présence du colchique.»

Ces lignes sont-elles plus rassurantes? Tous les prétendus spécifiques doivent leur action à la présence du colchique! Et quelle est cette action? *Elle calme instantanément les douleurs des goutteux!* Il n'y est point dit que le colchique guérisse.

C'est qu'en effet, non-seulement il ne guérit point, mais il tue lentement et sûrement, abrégeant toujours l'existence des malades, déjà bien assez compromise par la diathèse qui les étreint. Il suffit, pour s'en convaincre, de lire l'admirable leçon de Trousseau sur la goutte, où il est fait mention d'un homme jeune encore, fils de parents goutteux et goutteux lui-même, qui, au mépris des plus sages conseils, trouvant du soulagement dans les pilules de Lartigue, en usait à chaque accès, et tomba, au bout de très-peu d'années, dans le marasme et le ramollissement, et, à charge à son entourage, à ses amis et à lui-même, finit par succomber misérablement.

Qu'est-ce donc que le colchique? Le colchique, genre de plantes qui a donné son nom à la famille des Colchicacées «agit, disent Littré et Robin, à petites doses, comme diurétique et succédané de la scille; à dose plus forte, c'est un purgatif drastique : il peut déterminer tous les accidents des poisons âcres. On ne doit l'administrer qu'avec circonspection.» D'autres fois, la goutte anormale se produit par répercussion métastatique. Des viscères importants, l'estomac surtout, subissent des altérations profondes qui entraînent la mort du malade. Cette terminaison funeste, effet trop fréquent du colchique, arrive même quelquefois au milieu de l'illusion passagère que produit un traitement palliatif, empirique et irrationnel. J'ai vu, dit Dumas, l'hydropisie de poitrine survenir immédiatement après la suspension des attaques de goutte, chez un homme qui avait employé un tonique fortement répercussif, dans la vue de les calmer.

Les exemples doivent être nombreux aussi de goutteux qui, traités par l'hydrothérapie mal dirigée (et il faut avouer que le maniement en est souvent délicat et difficile), ont succombé à ce moyen énergiquement répercussif.

Durand-Fardel, dont l'autorité est incontestable en cette matière, est pleinement convaincu de l'action nuisible d'une intervention active par les moyens mis en usage jusqu'à ce jour, car il s'exprime successivement ainsi :

« Le rôle du médecin consiste à repousser tout ce qui pourrait entraver la libre expansion de la fluxion goutteuse.»

Et ailleurs :

« La goutte est certainement une des maladies dont

le traitement méthodique doit être le plus simple et le plus dégagé de formules et de prescriptions. »

Relativement à l'emploi du colchique, il ne craint pas d'avancer que :

« L'emploi du colchique remplace les accès francs et douloureux par des atteintes moins sévères mais continues, et (que) cette médication prolongée conduit à la cachexie. »

Et il semble conclure lorsqu'il dit :

« Le traitement curatif de la goutte ne saurait guère être qu'un traitement hygiénique. »

Cependant divers médecins, guidés par les idées de certaines théories exclusives, ont cherché à attaquer la goutte dans ses manifestations et non dans son principe même. — C'est ainsi que Garrod dit avoir retiré de bons effets de la lithine et de ses sels pour dissoudre les urates. Mais les urates constituent-ils la goutte ? Tous les auteurs s'accordent sur la négative, et nous nous rangeons facilement, on le conçoit, à cette opinion.

D'ailleurs, si la lithine a quelquefois apporté au malade un soulagement évident, il faut avouer en toute humilité qu'elle ni ses sels n'ont jamais amené de guérison définitive.

C'est dans le même sens que Petit et Buckler ont employé les alcalins. Neutraliser l'acide urique et dissoudre les dépôts, tel était leur but ; ils ne voyaient pas au-delà, n'atteignaient pas au-delà, et, de fait, leur médication n'a pas eu plus de succès que la précédente.

Le traitement que Socquet et Bonjean recommandent se

ressent des mêmes vues, et, basé sur les mêmes considérations chimiques, conduit aux mêmes résultats.

On oublie, ou pour mieux dire l'on feint trop souvent d'ignorer que derrière l'acide urique et les urates, symptômes communs à diverses affections, se cache une diathèse qui, ainsi que l'a dit N.-G. de Mussy, exerce un trouble profond, primordial, sur l'ensemble de la constitution et dans la race elle-même. Et c'est ce trouble qu'il s'agit d'atteindre.

Fontaine est le premier qui ait cherché à établir un traitement rationnel de la goutte, mais nous croyons qu'il fait jouer à l'arsenic un rôle trop considérable. Ce médicament agit surtout sur la fonction de respiration. Or l'acide urique, les urates, sont des produits de désassimilation nutritive et non des produits de combustion respiratoire.

Faut-il maintenant énoncer les divers remèdes qui ont eu leur moment de vogue, de mode, devrais-je dire? En s'adressant à la plupart d'entre eux, les praticiens qui raisonnaient n'ont envisagé qu'un des côtés de la question ; les autres, plus sceptiques ou plus indifférents, ont puisé au hasarddans la liste fastidieuse des médicaments empiriques. Aucune de ces médications n'a réussi, parce qu'elles ne s'attaquent toutes qu'à un symptôme, parce qu'aucune ne s'adresse à l'essence de la goutte : à la diathèse elle-même.

Nous les laisserons donc de côté, et nous dirons, en nous appuyant sur tout ce qui précède, et pour résumer notre pensée,

Que le premier but à atteindre est de posséder :

1° Un agent modificateur qui s'attaque d'abord au trouble que la diathèse goutteuse exerce sur l'ensemble de la constitution. Et pour arriver à cette fin, cet agent, simple ou complexe, doit avoir à un degré puissant une action régulatrice des propriétés de nutrition.

Qu'il s'agit, en second lieu, de rétablir les fonctions du rein, et de faire usage, par suite,

2° De modificateurs heureux des altérations rénales.

Enfin, en nous appuyant sur ce que nous avons dit des tophus (pag. 21 et suiv.) nous sommes conduits à employer :

3° Un ou plusieurs médicaments capables d'exercer, isolément ou combinés ensemble, une action dissolvante certaine sur les composés uriques ;

4° Un diurétique certain qui en favorise l'élimination.

Nous devons ajouter que nous bannissons entièrement le colchique de notre thérapeutique.

Donc, *relever la constitution altérée par la diathèse et diminuer, par suite, les chances de reproduction par voie d'hérédité ; — rétablir les fonctions du rein en partie détruites, et permettre ainsi l'élimination des produits morbides qui se trouvent en excès dans l'organisme ; — dissoudre les tophus, ramener les articulations à leur volume normal et faciliter leur jeu régulier : tel est le but que nous avons cherché à atteindre.*

Avons-nous été jusqu'ici assez heureux pour remplir chacune des indications que ces conditions impliquent ? Nous nous contenterons de répéter ce que nous avons dit dans notre Introduction : Vingt-trois cas de goutte ou de gravelle traités par notre méthode sont venus confirmer nos prévisions; et si nous ne donnons pas encore les divers modes de traitement auxquels nous soumettons nos malades, c'est que nous sommes obligé d'avoir égard à la constitution, au tempérament, au sexe, à l'âge du sujet, et, devons-nous dire aussi, à la manière d'être de l'affection elle-même. Cet ensemble de difficultés ajouté au petit nombre de cas de guérison que nous venons d'énumérer (nous n'en avons pas traité un plus grand nombre: le succès a donc été complet), ne nous permet pas encore d'établir une classification de nos formules avec l'indication rationnelle de leurs applications. Ce sera le complément de ce petit livre ; nous le donnerons dans un Traité complet de la goutte pour lequel nous recueillons les matériaux en ce moment, et dont ces quelques pages sont une simple ébauche.

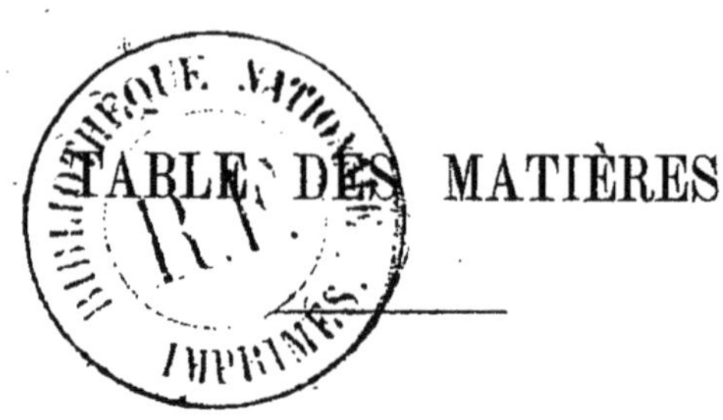

TABLE DES MATIÈRES

www.ingramcontent.com/pod-product-compliance
Ingram Content Group UK Ltd.
Pitfield, Milton Keynes, MK11 3LW, UK
UKHW021041180726
13838UKWH00004B/1935